Guia Restauracion del Riñon en 14 dias

Francisco Alcaina

Guía Restauracion del Riñon en 14 dias

Published by Francisco Alcaina

Dedico este libro a todos los hombres que han sufrido de este problema y han decidido dejarlo atrás **definitivamente**.

No puedo dejar de agradecer a mi pareja su apoyo durante el problema y la gran ayuda psicológica que me aportó.

La felicidad actual compensa el esfuerzo realizado.

Muy grato a mis hijos Irene y Gerard por su comprensión y cariño.

Índice de Contenidos

Descripción

A la Enfermedad Renal se le denomina a menudo "asesino silencioso" porque ni siquiera te das cuenta que la tienes hasta que ya es demasiado tarde. Debemos destacar que el riñón es responsable por la limpieza del cuerpo, de todos los productos de desecho que produce. Con el transcurso de los años, estos pequeños órganos son bombardeados por millones y millones de productos de desecho, y lógicamente, cada vez están más obstruidos. Estos líquidos se acumulan, sin ni siquiera saber que están ahí... hasta que de repente usted sufre una insuficiencia renal global y, o bien le hacen una cirugía urgente de inmediato, o muere...

Con la Guia de Restauración del Riñón, en 14 días, con comidas y bebidas naturales y simples, usted limpia, con agua, más del 90% de todas las toxinas almacenadas en su hígado. Este programa puede revertir décadas de suciedad tóxica acumulada, sólo tiene que seguir este programa de 14 días para restaurar los riñones, a la salud que tenía a los 18 años de edad.

Por lo tanto, si usted desea ver lo que necesita hacer para retroceder el reloj de su salud y funciones del riñón, debe entrar en esta guía ahora mismo…

Introducción

Los órganos internos son una de las partes más olvidadas del cuerpo. La mayoría de las personas asumen que porque esos órganos no se ven, deben estar bien de salud. Sin embargo, este no es el caso, especialmente con órganos como el riñón. Ellos filtran muchas cosas y son básicamente responsables de la desintoxicación y la renovación de las células sanguíneas.

La mayoría de las personas no realizan un seguimiento de su salud renal. Algunos dicen que están demasiado ocupados, mientras que otros dicen simplemente que no les importa. Por desgracia, esta es una mala costumbre, porque sin los riñones, se detendrá la función global del cuerpo y provocará que se deteriore gravemente.

Este libro le ofrece un plan de 14 días para ayudarle a restaurar la salud de sus riñones. Si se sigue con atención, puede estar seguro de que restaura la salud de sus riñones, a pesar de los numerosos restos de residuos que entran en el cuerpo.

Después de estos 14 días, usted dirá a todos lo fácil que ha sido lograr seguir el tratamiento, que ha ayudado a todo su cuerpo a sentirse mejor y tener menos enfermedades. No todos los días usted es capaz de comer con precaución y con alimentos que son ricos en minerales y nutrientes, que están especialmente diseñados para la salud del riñón.

Con estas recetas, usted será capaz de ayudarse con la desintoxicación que su cuerpo necesita y también podrá recuperar la salud perdida por no tener y mantener los riñones en perfecto estado de funcionamiento.

Entonces, ¿por qué debe someterse a un cambio total de estilo de vida?

Le ayudaremos a conocer que hay muchas ventajas en hacerlo. Es muy molesto saber que usted puede ser una de esas personas que terminan con órganos paralizados o debilitados, porque no los ha sabido mantener adecuadamente. Los riñones son uno de los órganos más importantes del cuerpo y que le ayudan con varios procesos internos, deben estar siempre en perfectas condiciones.

Este programa de 14 días es la respuesta a este problema. ¿Está dispuesto a ayudar a su riñón a restaurar su funcionalidad? Con la dieta correcta esto es posible. Usted no tendrá que preocuparse más con los problemas comunes que pueden surgir en el futuro con las funciones de sus riñones Puede vivir una vida despreocupada y mejor, aproveche la oportunidad.

¿Cómo Funcionan los Riñones?

Los riñones son los filtros del cuerpo. Los residuos y las toxinas pasan a través de los riñones y por eso es muy importante mantenerlos sanos para conseguir un cuerpo saludable. Uno no puede estar sano sin una adecuada salud renal debido a que estos órganos, debajo de la caja torácica, son los responsables de mantener el cuerpo limpio, de los desechos acumulados de productos y del exceso de sal. Los riñones son especialmente necesarios para regular la presión sanguínea.

Por esta razón, a menudo, es la causa más común de

alarma, que advierte de posibles problemas renales. Su cura no sólo beneficia al riñón, si consideramos que con su deterioro tendremos muchos problemas de salud en otros órganos del cuerpo.

Anatomía del Riñón

Esta imagen les dará una idea de cómo son los riñones.

Por qué los Riñones Son Importantes:

Sus Principales Funciones

Una de las funciones más importantes del riñón, es la de mantener el cuerpo limpio y no almacenar demasiados residuos. No es ningún secreto que muchas personas son más propensas debido a su estilo de vida insalubre y peligroso, y sin saberlo ellos, están haciendo trabajar a sus riñones horas extras.

La filtración a que se somete la sangre no es un proceso sencillo después de todo. Hay muchísimos mecanismos implicados y si la persona no cuida de su salud y de los órganos internos, puede llevar a varios problemas y enfermedades con el tiempo.

Los riñones son responsables de la limpieza. Se puede pensar en ellos como los porteros del cuerpo, que siempre están de servicio. No importa lo que usted coma, o la forma en que lo haga, siempre existe la posibilidad de que las toxinas se mantengan dentro del cuerpo y es en este punto donde los riñones son muy útiles. Ellos desintoxican y filtran la sangre para que la circulación funcione de la mejor forma posible.

Problemas Comunes del Riñón

Inflamación:

Sí, incluso los riñones pueden tener exceso de trabajo. Por esta razón, usted también debe hacer su parte, para asegurar que estén protegidos. La inflamación puede ser el resultado del exceso de toxinas en el cuerpo y esta afección puede ser muy dolorosa. Si le sucede tendrá que buscar atención médica para aliviar la condición.

Defectos Congénitos:

Estos problemas son los más difíciles de resolver, debido a que los riñones pueden ya estar dañados en el momento del nacimiento. Nunca se sabe el daño causado en el cuerpo, cuando la filtración que realiza el riñón no es eficaz.

Cálculos Renales:

Aunque muchas personas ya tienen cálculos renales sin saberlo, esta afección puede ser bastante molesta, porque los síntomas no se sienten, por lo general, hasta que es demasiado tarde. Las piedras son minerales comunes acumulados en los riñones y tener muchos de ellos puede ser perjudicial, especialmente cuando afecta a la digestión y la circulación en otros procesos corporales. Si aparece sangre en la orina o las heces, es un signo inequívoco que ya debe buscar atención médica inmediata.

Insuficiencia Renal y Diabetes

La diabetes es una de las causas más comunes de la insuficiencia renal crónica. Con la diabetes surgen muchos desequilibrios y los riñones no son capaces de soportar los constantes cambios, y es por eso que el resultado es casi siempre de fallos en el funcionamiento. Los síntomas generalmente no son visibles hasta que es demasiado tarde y ese es su golpe mortal.

En asociación con la enfermedad, los riñones no son capaces de aguantar durante mucho tiempo, pero eso no significa que las personas a quienes se les ha diagnosticado diabetes morirán, sino más bien que otras complicaciones como las enfermedades de los riñones deberán ser combatidas por su cuerpo, y que debe tomar medidas eficaces para evitar este tipo de incidente.

Se estima que casi un tercio de todos los problemas renales provienen de la diabetes. De hecho, se estima que casi 45.000 nuevos casos de problemas renales relacionados con la diabetes ocurren entre los adultos cada año. Esta es una amenaza real y que, para muchas personas, puede ser bastante peligrosa.

Hígado y Riñones... opiniones Médicas

El hígado y el riñón trabajan conjuntamente para garantizar que el cuerpo obtiene suficiente desintoxicación. Sirven como filtros de residuos y toxinas, para asegurar que la sangre que fluye en el cuerpo está libre de sustancias peligrosas que pueden afectar a otros procesos corporales.

El hígado es el mayor órgano interno, es el responsable de combatir las infecciones y también de regular la glucemia. Los riñones son similares, porque también trabajan para la desintoxicación.

Pero una correlación evidente entre los dos es que, si uno falla, el otro también lo hace Hay mucha unanimidad entre la profesión médica, que estos dos órganos son básicos en el cuidado del cuerpo. Las enfermedades crónicas de uno de ellos será fatal, ya que son básicamente co-dependientes en mantener el cuerpo en buena forma.

Diálisis

Para los casos extremos de problemas de riñón, la única solución es probablemente la diálisis. Dado que los riñones son incapaces de filtrar la sangre en el sistema, las máquinas lo harán en su lugar. Este es a menudo el tratamiento recomendado por los médicos, para ayudar a muchos pacientes. En la actualidad, esta tecnología ha ayudado a millones de personas en todo el mundo y que sufren de problemas renales crónicos. Uno de los inconvenientes es que se tiene que hacer con regularidad. El incumplimiento de este pequeño detalle puede ser fatal para el paciente.

En cuanto a otros problemas de riñón que son de naturaleza leve, la mayoría de ellos se pueden resolver con medicamentos y usted puede confiar en ellos para ayudarle a mantener los riñones sanos, ya que como la afección no es demasiado mala no justifica medicamentos fuertes y soluciones drásticas.

Otros Medicamentos

Muchos otros medicamentos se suelen prescribir a los pacientes para cuidar el cuerpo. Estos incluyen medicamentos tan corrientes como los inhibidores ECA, diuréticos para ayudar a controlar la acumulación de líquidos en los riñones y de reemplazo de hierro. Estos a menudo se utilizan para tratar muchos problemas comunes de riñón y tienen que tomarse de forma regular para que funcionen.

Manipulación

Es lamentable, pero el control de los problemas renales con medicamentos y diálisis, es que estos no siempre son fiables. El hecho es que los médicos son a menudo manipulados por las empresas farmacéuticas. Estos médicos son financiados por las empresas farmacéuticas para prescribir determinados medicamentos. Esto provoca que muchos médicos te prescriban ciertos medicamentos, a pesar de que muchos pacientes pueden no necesitarlos. Este es un proceso de manipulación, pero como se verá en el programa de desintoxicación de esta guía, no tienes que ser una víctima de este sistema corrupto.

Programa de Desintoxicación

Por qué los Productos Naturales son Buenos para Usted

Los productos naturales son uno de los elementos más importantes para recuperar la salud, en caso de problemas de riñón. Desde antes de la era moderna, los pueblos ya hacían uso de los productos naturales para ayudar en la salud de su cuerpo, y esto generó muchos tipos de tratamiento, lo que para las personas interesadas en mejorar su función renal es toda una suerte.

Estas soluciones no tienen efectos secundarios perjudiciales ya que no contienen productos químicos que causen complicaciones. Esto por sí solo ya debería ser suficiente motivo para considerar que es la mejor idea, cuando se trata de buscar soluciones de tratamiento. Esto ha sido probado y demostrado por las personas que viven en Okinawa, Japón y Cerdeña, Italia. Han mantenido la tradición y hacen uso de este método para mantenerse sanos y han demostrado que es muy eficaz.

La dieta saludable y el estilo de vida tradicional son alternativas naturales que han tomado la iniciativa en los esfuerzos por lograr que la población se beneficie y obtenga salud y bienestar. Estos productos naturales puede que no resuelvan todas las enfermedades, pero en cambio cuando se trata de tratamientos para la mayoría, son muy adecuados. Atrás han quedado los días en que dependíamos de los fuertes productos químicos de las formulaciones de los medicamentos, porque la mayoría de las personas ya son conscientes de que estos remedios naturales son más eficaces para mantener a la gente sana y feliz.

Vamos a ver un caso práctico, para poder tener una mejor idea sobre el asunto. En Lorna Linda, California, una persona común vivirá aproximadamente de 4 a 7 años más que la mayoría de las personas, por término medio. Eso es porque Lorna Linda es una comunidad Adventista donde se desaconseja fumar y beber. Además, la cafeína y los alimentos muy ricos en calorías están, en su mayoría, fuera de su alcance.

De hecho, trabajan igual y sin consumir azúcar u otros productos elaborados, con un estilo similar a la Dieta Mediterránea.

Esta vida prolongada en Lorna Linda proviene de los hábitos alimentarios controlados que tienen estas personas, por lo tanto, de la forma en que mantienen sus riñones sanos. ¡La mejor parte es que Usted no tiene que ser parte de una secta religiosa para desintoxicar sus riñones!

¿Qué es Desintoxicación?

La mejor manera de cuidar los riñones es mediante un proceso conocido como desintoxicación. La desintoxicación es el proceso por el cual el organismo elimina las toxinas. Ayuda a neutralizar los desechos y las otras toxinas que se filtran a través del riñón o de los que llegan a través de los alimentos que comemos. A pesar de que este proceso se produce internamente, a veces también es necesario ayudar a todo el cuerpo comiendo alimentos saludables y con un mejor estilo de vida. De esta manera, los órganos no tendrán que trabajar horas extraordinarias, para realizar sus actividades cotidianas. Recuerde que sin estos procesos, cualquier sustancia será fatal.

¿Por qué seguir una Dieta de Desintoxicación?

Pese a intentar evitarlo, la verdad es que las personas siempre somos propensas a acumular toxinas en el cuerpo. Muchos de estos residuos son filtrados a través del riñón y estos residuos también producen tensión en los órganos. Esto no puede seguir así por mucho tiempo. Después de todo, hay tantas cosas que se pueden hacer antes de usted renunciar a sus riñones. A fin de evitar esta situación, usted puede necesitar hacer un cambio en su estilo de vida.

Una de las opciones que usted puede tomar, es hacer una dieta de desintoxicación. Hay varios minerales que ayudan al cuerpo a limpiar los residuos y éstos también pueden preparar el terreno para ayudar al riñón con su trabajo de filtrar la sangre.

Por supuesto, esto es más fácil decirlo que hacerlo, pero esto no debe detenernos, porque cuando se trata de nuestra salud, nada debe detenernos.

Una dieta de detoxification le puede ayudar a sentirse mejor en general, no sólo internamente, ya que permitirá que usted se sienta más ligero, a pesar del consumo regular de alimentos.

Programa de 14 días

Este programa está diseñado para restaurar los riñones a su antiguo estado saludable. Para ello es muy importante la supervisión del estado de la dieta. En este capítulo, se presentan varias recetas de alimentos y bebidas que son buenos y beneficiosos para el riñón.

Usted aprenderá lo que puede comer, beber y cuáles son las vitaminas necesarias y que usted debe tomar regularmente para mantener los riñones funcionando. Las siguientes recetas están diseñadas para ser seguidas durante 14 días.

Después de hacer uso de ellos como elementos básicos de su dieta regular, las personas pueden ya sentir la mejora de su salud general. Tenga en cuenta que los riñones no sólo afectan a esa zona en particular, sino que también son responsables por mantener y superar ciertos problemas de salud.

La dieta proporcionada durante 14 días estará llena de diversos minerales, que serán esenciales para restaurar la salud global de sus riñones. Estos incluyen una dieta que le ayudará a consumir proteínas, vitaminas, minerales y calorías, todos elementos comunes y que son componentes necesarios para ayudar a los riñones con el filtrado y la eliminación de desechos del cuerpo.

Recetas

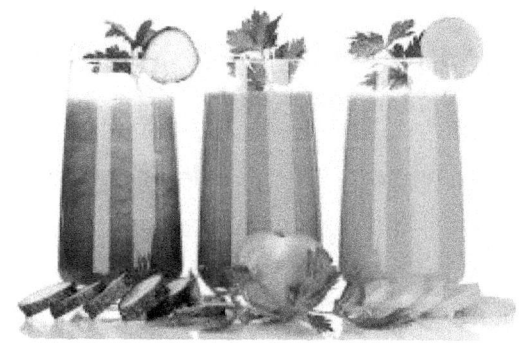

Lo Que Puede Evitar

Una de las partes importantes del plan de desintoxicación, es que evitará muchos componentes que pueden ser peligrosos para su cuerpo.

Estos incluyen:

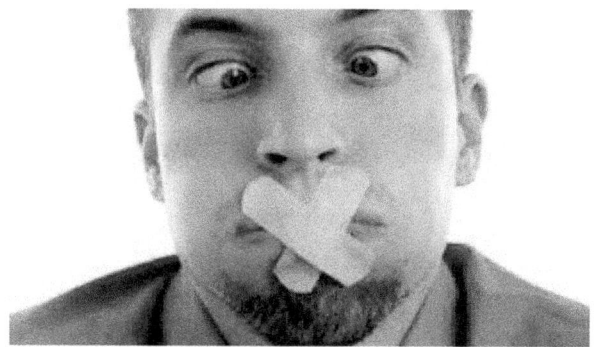

Sodio, que se encuentra en la sal marina, salsa de la soja, tocino y muchos alimentos procesados;

Fósforo, en guisantes y frijoles, productos lácteos, refrescos de cola y alimentos con salvado;

Calcio, que se encuentran también en los alimentos con fósforo;

Potasio, encontrado normalmente en plátanos y frutos secos.

Éstos son todos los componentes que realmente pueden dañar sus riñones.

Sabiendo esto, vamos a hacer un plan de 14 días, que usted puede utilizar para mejorar su vida.

Recetas para el Desayuno

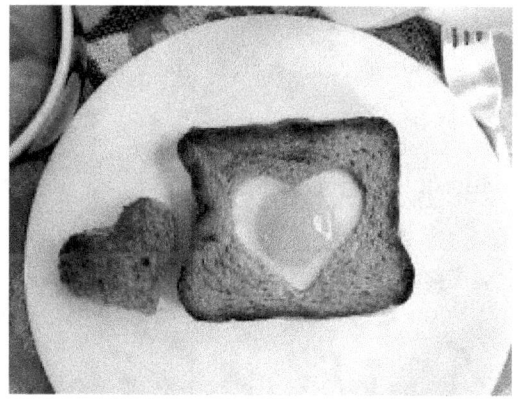

Crepe de Desayuno

Información Nutricional por Porción

Calorías	60
Proteínas	3 g
Carbohidratos	6 g
Grasa Total	3 g
Grasas Saturadas	1 g
Grasas Trans	0 g
Colesterol	46 mg
Potasio	50 mg
Fósforo	45 mg
Sodio	29 mg

Ingredientes

3 huevos

1 1/3 tazas de leche, de preferencia leche entera

¾ taza de harina blanca

3 cucharadas de mantequilla

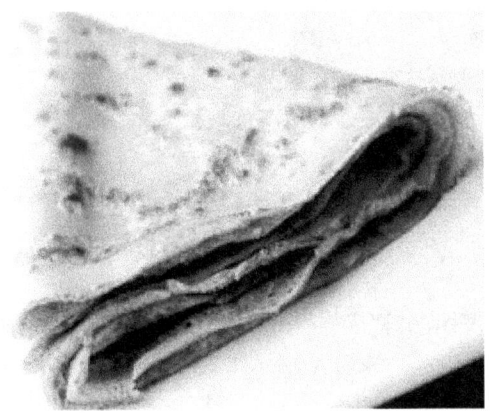

Instrucciones

Batir los huevos y la leche, a continuación agregar la harina y mezclar.

Verter la mezcla en un recipiente y mezclar con la mantequilla derretida.

Calentar una sartén a fuego medio y agregar mantequilla o cualquier grasa para cocinar. Permitir que la masa se mueva libremente y quitar los rebordes si es necesario.

Debe rendir aproximadamente de 10 a 15 porciones, dependiendo de la medida de la sartén.

Galletas de Desayuno

Información Nutricional por Porción

Calorías	304
Proteínas	9 g
Carbohidratos	19 g
Grasa Total	21 g
Grasas Saturadas	11 g
Grasas Trans	0 g
Colesterol	106 mg
Potasio	122 mg
Fósforo	147 mg
Sodio	235 mg

Ingredientes

2 tazas de harina blanca

1 cucharada de miel; también se puede utilizar azúcar

½ cucharadita de bicarbonato de sodio

½ cucharadita de jugo de limón

1 barrita de mantequilla

¾ taza de leche entera

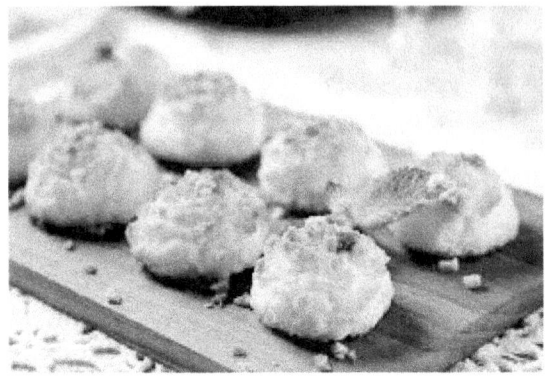

Relleno:

4 huevos; asegúrese de revolverlos primero

¾ taza de tocino cocido

1 taza de queso; queso cheddar es el mejor, pero puede usar cualquiera

¼ taza cebollines, picados

Instrucciones

Precalentar el horno a una temperatura de 200°.

Mezclar todos los ingredientes en un bol y cortar la mantequilla para ayudar a derretirse. Crear un hueco en el centro y amasar con los dedos.

Crear una pelota e incorporar el relleno.

Hornear la masa durante unos 10 -12 minutos, hasta que se dore.

Tortilla Sabrosa

Información Nutricional por Porción

Calorías	230
Proteínas	17 g
Carbohidratos	7 g
Grasa Total	15 g
Grasas Saturadas	10 g
Grasas Trans	0 g
Colesterol	230 mg
Potasio	275 mg
Fósforo	226 mg
Sodio	360 mg

Ingredientes

1 cucharadita de aceite de canola

¼ taza de pimiento

¼ taza de cebolla

½ onza de jamón

1 huevo

1 clara de huevo

½ onza queso rallado; cheddar es el mejor

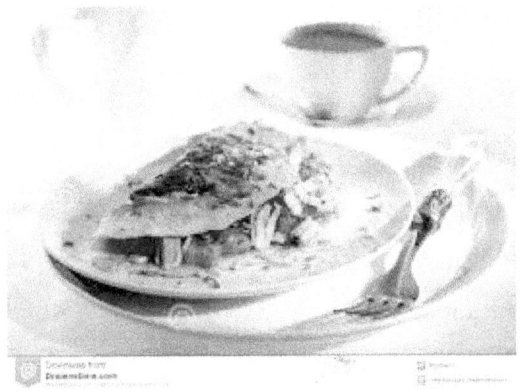

Instrucciones

Calentar el aceite en una sartén a fuego medio y agregar el pimiento, la cebolla y el jamón, todos picados. Batir el huevo y la clara del huevo por separado y añadir a la sartén.

Cocinar hasta que la tortilla esté firme y luego darle la vuelta.

Añadir el queso en la parte superior.

Tortitas de Chocolate

Información Nutricional por Porción

Calorías	185
Proteínas	8 g
Carbohidratos	17 g
Grasa Total	10 g
Grasas Saturadas	4 g
Grasas Trans	0 g
Colesterol	40 mg

Potasio	107 mg
Fósforo	72 mg
Sodio	120 mg

Ingredientes

1 taza de harina

1 huevo batido

3 cucharadas de azúcar moreno

3 cucharadas de cacao en polvo, preferiblemente sin azúcar

½ cucharadita de bicarbonato de sodio

1 cucharada de zumo de limón

1 taza de leche descremada

2 cucharadas de aceite, preferiblemente de canola

2 cucharaditas de extracto de vainilla

Mezcla para relleno:

1 cucharada de cacao en polvo del mismo tipo utilizado en la primera fase

¼ taza de crema de leche

½ taza de queso cremoso, ablandado

2/3 taza mezcla de proteínas sabor vainilla; se puede encontrar normalmente en forma de polvo

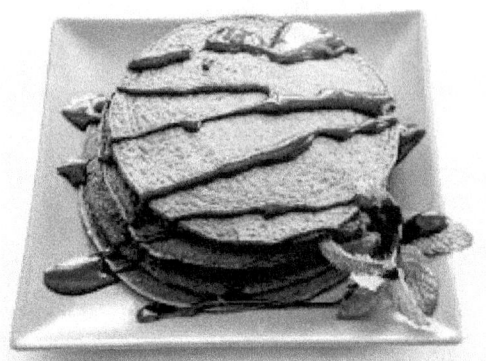

Instrucciones

Batir el cacao y la crema hasta conseguir una consistencia espesa. Incorporar el queso cremoso y la proteína en polvo hasta que todos los ingredientes estén bien mezclados. Tenga cuidado de no sobrecalentar la mezcla. Reservar.

Para las tortitas, poner los ingredientes secos en un bol y mezclarlos bien. Después, hacer lo mismo con todos los ingredientes húmedos.

Cocinar las tortitas a calor medio y esperar hasta que burbujee. Untar la parte superior con crema de queso y espolvorear con azúcar. Servir recién hecho.

Gofres buenos para el Riñón

Información Nutricional por Porción

Calorías	220
Proteínas	5 g
Carbohidratos	30 g
Grasa Total	9 g

Grasas Saturadas	5 g
Grasas Trans	0 g
Colesterol	53 mg
Potasio	110 mg
Fósforo	96 mg
Sodio	78 mg

Ingredientes

½ taza de agua

2 sobres de levadura seca

2 tazas de leche de arroz sin lactosa

¼ taza de aceite de canola

1/8 cucharadita de sal

½ taza de harina de maíz

2 huevos

1 ½ tazas de harina

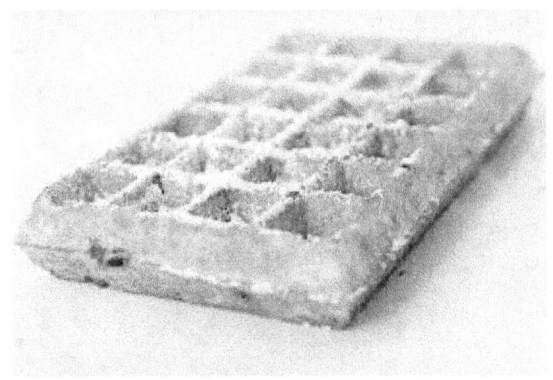

Instrucciones

Mezclar el agua y la levadura y añadir la leche de arroz, aceite y sal. Puede agregar la harina, la harina de maíz y los huevos, mezclar hasta que esté preparado. Dejar que la mezcla repose durante unos 15 minutos para que la levadura crezca. Cocinar en una plancha de gofres. Puede hacer ocho porciones.

Salchichas

Información Nutricional por Porción

Calorías	130
Proteínas	11 g
Carbohidratos	2 g
Grasa Total	9 g
Grasas Saturadas	5 g
Grasas Trans	0 g
Colesterol	40 mg
Potasio	171 mg

Fósforo   98 mg

Sodio   31 mg

Ingredientes

1 libra carne de cerdo

2 cucharaditas de salvia

1 cucharadita de albahaca

¼ cucharadita de pimienta roja

2 cucharaditas de azúcar

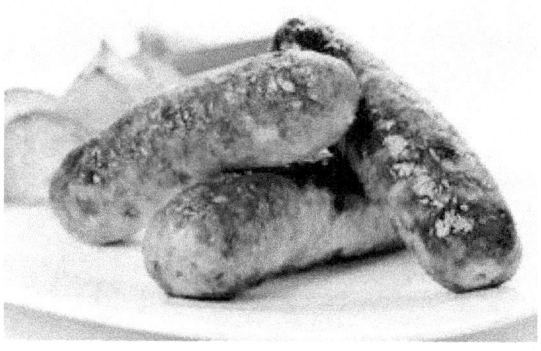

Instrucciones

Mezclar los ingredientes y separar en porciones, dando forma de salchicha. La cantidad es para ocho porciones. Cocinar las salchichas en una sartén a fuego medio. Puede utilizar un poco de aceite si lo desea.

Cereales Integrales

Información Nutricional por Porción

Calorías	150
Proteínas	5 g
Carbohidratos	30 g
Grasa Total	1 g
Grasas Saturadas	0 g
Grasas Trans	0 g
Colesterol	0 mg
Potasio	87 mg
Fósforo	90 mg
Sodio	7 mg

Ingredientes

1 ¾ tazas de agua

2 cucharadas de sémola

1 cucharada de trigo bulgur

1 cucharada de trigo sarraceno

3 cucharadas de cuscús

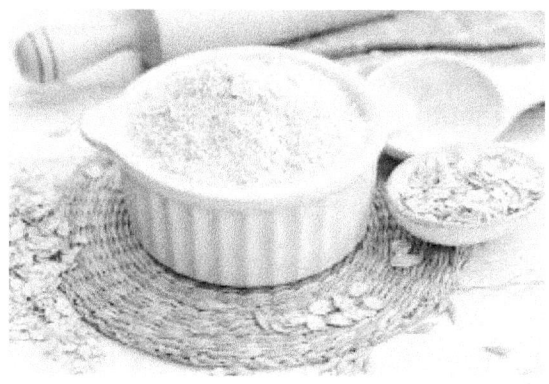

Instrucciones

Dejar hervir el agua y, a continuación, agregar la sémola revolviendo. Después puede añadirse el trigo sarraceno y bulgur.

Bajar el calor y cocer a fuego lento, removiendo de vez en cuando. Dejar cocinar a fuego lento por unos 20 minutos.

Apagar el fuego y añadir el cuscús. Revolver y dejar reposar durante unos ocho minutos.

Rinde aproximadamente 2 porciones.

También puede incrementar algunos componentes como pedazos de fruta, si usted quiere agregar un poco de sabor a su desayuno.

Recetas para el Almuerzo

Chuletas de Cerdo Rebozadas

Información Nutricional por Porción

Calorías	464
Proteínas	27 g

Carbohidratos	26 g
Grasa Total	28 g
Grasas Saturadas	5 g
Grasas Trans	0 g
Colesterol	71 mg
Potasio	604 mg
Fósforo	289 mg
Sodio	108 mg

Ingredientes

6 chuletas de cerdo

1 cucharada de pimienta

2 cucharaditas de pimentón dulce

2 cucharaditas de cebolla en polvo

2 cucharaditas de ajo en polvo

1 taza de harina

½ cucharada de aceite, preferiblemente de canola

2 tazas de caldo de carne; con poco sodio si es posible

1 taza de cebolla troceada

½ taza de cebolleta

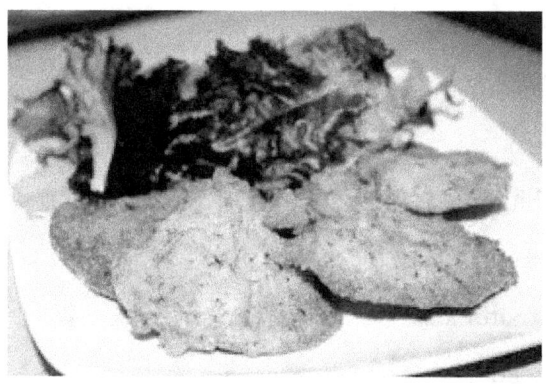

Instrucciones

Precalentar el horno a una temperatura de 200°.

Mezclar en un recipiente la pimienta, el pimentón y la cebolla en polvo y utilizar como condimento en las chuletas de cerdo, después se incorporará la cebolla.

Dividir la cebolla en dos partes y mezclar una mitad con una taza de harina. Recuerde apartar dos cucharadas de esta mezcla.

A continuación, freír las chuletas a su gusto y también cocinar las cebollas hasta que estén translúcidas y agregar todo a la mezcla de harina reservada y el caldo de carne. Todo este proceso suele tardar unos 10 minutos.

Volver a poner las chuletas en la sartén y cubrir con la salsa.

Colocar en una bandeja para hornear, cubrir con papel de aluminio y hornear durante unos 30-45 minutos a una temperatura de 220°C.

Después de hornear, sacar del horno y dejar enfriar un poco antes de servir.

Salmón con Queso Azul

Información Nutricional por Porción

Calorías	338
Proteínas	26 g
Carbohidratos	4 g
Grasa Total	25 g
Grasas Saturadas	10 g
Grasas Trans	0 g
Colesterol	108 mg
Potasio	422 mg
Fósforo	294 mg
Sodio	211 mg

Ingredientes

Especias para el pescado:

1 cucharadita de pimienta bien molida

2 cucharaditas de pimentón dulce

1 cucharadita de pimienta negra gruesa

1 cucharadita de condimento Italiano

Pescado:

4 rodajas de salmón; de un tamaño de 4 onzas si es posible

2 cucharadas de mantequilla sin sal

1 cucharada de aceite de oliva

½ taza de crema de leche; utilizar si es posible una opción baja en grasa

¼ taza de zumo de limón natural

1 cucharada de ralladura de limón

2 cucharadas de estragón

6 cucharadas de queso azul

1 cucharadita de pimienta negra

1 cucharada de cilantro

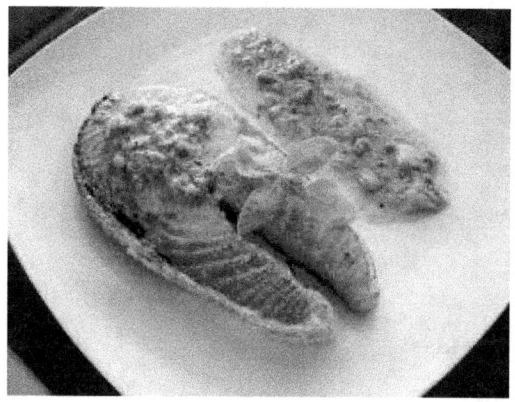

Instrucciones

En primer lugar, mezclar en un recipiente pequeño todas las especias.

Cubrir ambos lados del pescado con esta mezcla.

A continuación, cocer el pescado a calor medio, después de agregar la mantequilla y el aceite de canola.

Cocinar el pescado hasta que se logre la textura crujiente deseada o hasta que esté dorado.

Después de cocinado, poner en un plato y dejar enfriar.

Utilizar la misma sartén para hacer la salsa, mezclando la crema de leche, el jugo de limón y la ralladura de limón, hasta que se cocine a fuego lento.

Poco a poco incorporar el estragón, el queso azul, pimienta negra y cilantro.

Revolver hasta que adquiera la consistencia adecuada y verter sobre el pescado.

La receta es para 4 porciones.

Costillas con Salsa Barbacoa Natural

Información Nutricional por Porción

Calorías	544
Proteínas	23 g
Carbohidratos	27 g
Grasa Total	39 g
Grasas Saturadas	17 g
Grasas Trans	3 g
Colesterol	99 mg
Potasio	426 mg
Fósforo	194 mg
Sodio	84 mg

Ingredientes

2 tiras de costillas pequeñas, aproximadamente 3 libras.

12 mazorcas de maíz

1 taza de azúcar moreno

1 cucharadita de pimienta negra

1 cucharadita de escamas de pimienta roja

1 cucharadita de pimentón dulce

2 cucharaditas de ajo

2 cucharaditas de escamas de cebolla

2 cucharaditas de chile en polvo

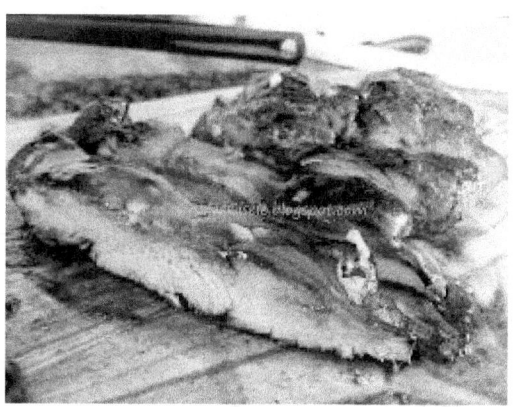

Instrucciones

Precalentar el horno a una temperatura de 300°.

Cubrir ambos lados de las costillas con la mezcla de los ingredientes y envolver bien con papel de aluminio.

Hornear durante 1-2 horas.

Después, retirar del horno, despegar el papel de aluminio y reservar.

Sacar el líquido de la bandeja y volver a colocar las costillas.

Cocinar por otros 15 minutos más, para asegurarse de que se logra la correcta textura crujiente.

Dejar enfriar durante unos 10 minutos y servir.

La receta es para 12 porciones.

Pollo al Limón

Información Nutricional por Porción

Calorías	281
Proteínas	19 g
Carbohidratos	7 g
Grasa Total	20 g
Grasas Saturadas	11 g
Grasas Trans	0 g
Colesterol	140 mg
Potasio	151 mg
Fósforo	123 mg
Sodio	63 mg

Ingredientes

6 pedazos de pollo medianos.

4 cucharadas de mantequilla, preferiblemente sin sal

½ taza de pan rallado

¼ taza de zumo de limón

Un poco de ralladura de limón

1 yema de huevo

1 cucharada de orégano

1 cucharada de albahaca

1 cucharada de tomillo

3 cucharadas de agua

También puede agregar una guarnición de chalotas, cebolletas, perejil, pimiento picado y rodajas de limón si se desea.

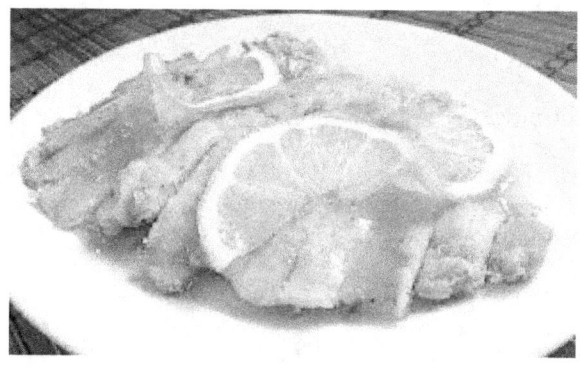

Instrucciones

Derretir dos cucharadas de la mantequilla en una bandeja.

Agregar la ralladura de limón y la mitad de las hierbas.

Guardar el resto para la salsa de limón.

Batir el huevo en un recipiente con 1 cucharada de agua.

Poner el pollo en una bolsa de plástico y golpear suavemente con una maza hasta ablandarlo.

A continuación, sumergir los pedazos de pollo en la mezcla de huevo y rebozarlo con mezcla de miga de pan y hierbas antes de freír en una sartén a fuego medio.

Cocinar el pollo de 2 a 3 minutos por cada lado.

Retirar el pollo, poner las hierbas restantes y el jugo de limón y cocinar hasta que hierva, a fuego bajo. Sacar de la sartén y servir.

La receta es para 4 porciones.

Gambas Refrescantes

Información Nutricional por Porción

Calorías	328
Proteínas	24 g
Carbohidratos	9 g
Grasa Total	21 g
Grasas Saturadas	6 g
Grasas Trans	0 g
Colesterol	190 mg
Potasio	270 mg
Fósforo	250 mg
Sodio	170 mg

Ingredientes

¼ taza de harina blanca

½ cucharadita de pimienta negra

1 cucharadita de escamas de pimienta roja

1 libra de gambas; asegurarse de que esté pelado y sin venas antes de utilizarlas

4 cucharadas de aceite

2 cucharadas de ajo picado

2 cucharadas de vino blanco

¼ taza de zumo de limón

2 cucharadas de mantequilla; no calentar antes de usar

1 cucharada de perejil

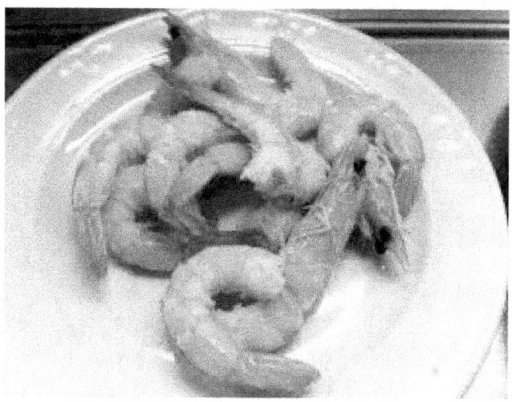

Instrucciones

Preparar un recipiente grande y mezclar en la harina, la pimienta negra y la pimienta roja en hojuelas y rebozar las gambas con esta mezcla.

En una sartén, calentar el aceite de canola y colocar las gambas.

Saltear durante 3 minutos por cada lado o hasta que cambie de color.

Transferir las gambas cocinadas a una bandeja.

En la misma sartén, mezclar el ajo, el vino y el jugo de limón y dejarlo a fuego lento.

Se utiliza como una salsa para las gambas.

Poner las gambas en la sartén y revolver hasta que estén completamente recubiertas con la salsa.

La receta es para 4 porciones.

Hamburguesa de Pavo con Mozzarella

Información Nutricional por Porción

Calorías	421
Proteínas	28 g
Carbohidratos	25 g
Grasa Total	23 g
Grasas Saturadas	6 g
Grasas Trans	0 g
Colesterol	97 mg
Potasio	382 mg
Fósforo	286 mg

Sodio   344 mg

Ingredientes

1½ libras de pavo molido

2 cucharadas de jalapeño; si se desea un plato picante

Un poco de jugo y ralladura de limón; para agregar a las especias

1 cucharada de pimienta negra

1 cucharada de salsa Worcestershire; si es posible baja en sodio

4 cucharadas de aceite de oliva extra virgen

¾ taza de queso mozzarella rallado

6 panecillos para hamburguesas; se pueden tostar para obtener mejores resultados

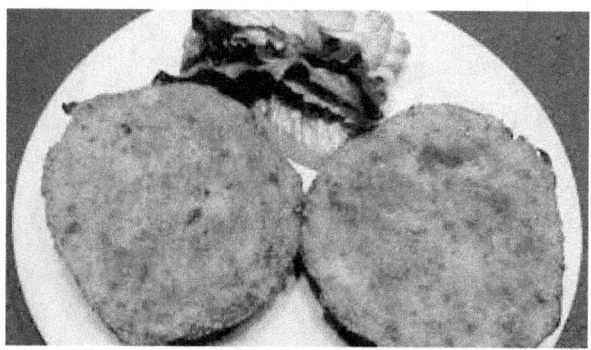

Instrucciones

Precalentar una parrilla o una sartén y poner a fuego medio.

Poner el aceite de canola y calentarlo.

Usar un cuenco mediano y mezclar los primeros cinco ingredientes con el aceite de oliva.

Después, formar las hamburguesas y cocinarlas igual por ambos lados.

Poner un poco de queso sobre la hamburguesa y fundir en una tostadora.

Servir la hamburguesa en un panecillo.

La receta es para 6 hamburguesas.

Chuletas de Cerdo con Miel

Información Nutricional por Porción

Calorías	320
Proteínas	28 g
Carbohidratos	15 g
Grasa Total	15 g
Grasas Saturadas	4 g
Grasas Trans	0 g
Colesterol	93 mg
Potasio	462 mg
Fósforo	265 mg
Sodio	69 mg

Ingredientes

1 - ½ libra de chuletas de cerdo; buscar los cortes del

centro

1 cucharadita de aceite de canola

¼ taza de miel

1 cucharada de pimienta de cayena

1 cucharada de pimentón dulce

½ cucharadita de condimento Italiano

½ cucharadita de pimienta negra

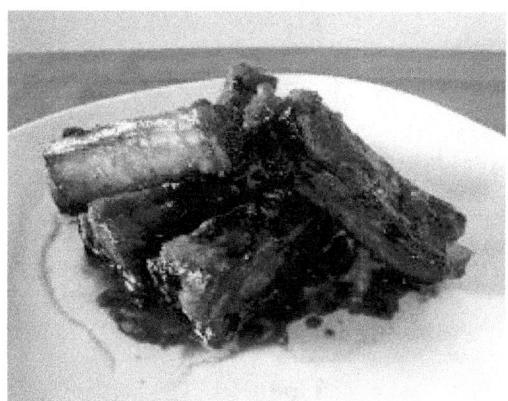

Instrucciones

Precalentar la parrilla y dejar preparada.

Secar las chuletas de cerdo con toallas de papel y mezclar con el aceite y la mezcla de las especias.

Colocar las chuletas en una parrilla y asarlas durante unos 3 minutos en un horno.

Una vez cocinadas, untar las chuletas de cerdo con la miel hasta que caramelice.

Retirar las chuletas del fuego y dejar enfriar antes de servir.

La receta es para 5 porciones.

Recetas para la Cena

Espaguetis y Espárragos

Información Nutricional por Porción

Calorías	417
Proteínas	14 g
Carbohidratos	51 g
Grasa Total	18 g
Grasas Saturadas	9 g
Grasas Trans	0 g
Colesterol	82 mg
Potasio	293 mg
Fósforo	186 mg
Sodio	134 mg

Ingredientes

2 cucharaditas de aceite de canola

1 taza de cebolla

1 huevo grande

1 taza de crema de leche, preferiblemente descremada

¼ taza de caldo de pollo, bajo en sodio

3 tazas de pasta; mejor de espiral para esta receta

2 tazas espárragos picados

1 cucharada de pimienta negra

½ taza de cebolleta picada

3 cucharadas de bacón

3 cucharadas de queso rallado, preferible Parmesano

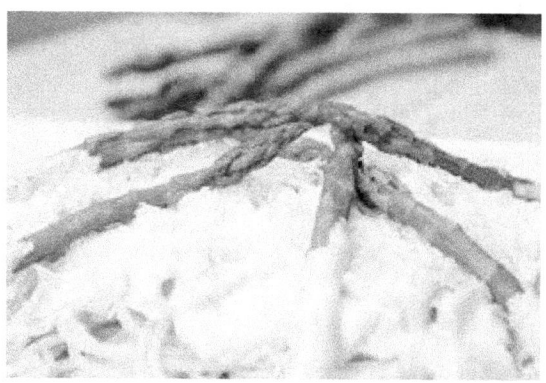

Instrucciones

En una sartén antiadherente calentar el aceite.

Saltear las cebollas hasta que estén ligeramente doradas.

En un recipiente pequeño, batir el huevo y la crema de leche hasta que alcance la consistencia deseada.

Verter la mezcla de la crema en las cebollas y revuelva constantemente con una cuchara de madera hasta que la mezcla comience a espesar.

Generalmente unos 5 minutos.

Añadir la pasta, los espárragos y la pimienta y revolver suavemente durante 4 minutos.

Una vez finalizada la mezcla, retirar del fuego y servir.

Puede agregar cebollines y trocitos de tocino.

La receta es para 6 porciones.

Ensalada de Verduras Frescas y Tallarines con Gambas

Información Nutricional por Porción

Calorías	181
Proteínas	14 g
Carbohidratos	22 g
Grasa Total	5 g
Grasas Saturadas	1 g
Grasas Trans	0 g
Colesterol	84 mg
Potasio	354 mg
Fósforo	199 mg
Sodio	481 mg

Ingredientes

1 libra de fideos cocinados y fríos

4 tazas de coctel de gambas; cocer, pelar y quitar las venas de las gambas antes de usar

1 taza de cebolleta picada

2 tazas de brócoli picado

1 taza de zanahoria picada

2 tazas de champiñones picados

2 cucharadas de aceite de sésamo

2 cucharaditas de aceite de chile

½ taza de vinagre; el vinagre es mejor que el vino en el arroz

2 cucharadas de ajo picado

Una pizca de jengibre

¼ taza de zumo de lima

4 cucharaditas de vinagre

2 cucharaditas de melaza

¼ cucharadita de jengibre

¼ cucharadita de pimienta

¼ cucharadita de ajo en polvo

1½ tazas de agua

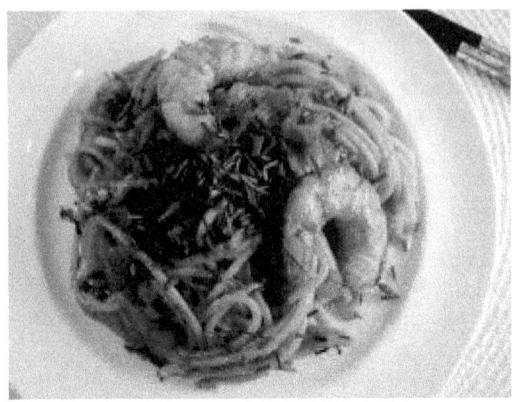

Instrucciones

Poner en un recipiente los seis primeros ingredientes y reservar.

Por otro lado, usar una batidora para mezclar los demás ingredientes, hasta que estén completamente mezclados.

Los últimos cinco ingredientes se deben reservar.

Después de eso, ya puede utilizar este aderezo sobre la pasta.

Servir.

Los últimos cinco ingredientes son para sustituir la salsa de soja.

Estos ingredientes deben mezclarse en un recipiente y reducir a fuego medio.

Esperar a que la mezcla se espese un poco antes de retirarla del fuego.

La receta es para 10 porciones.

Pollo y Arroz

Información Nutricional por Porción

Calorías	339
Proteínas	14 g
Carbohidratos	45 g
Grasa Total	11 g
Grasas Saturadas	3 g
Grasas Trans	0 g
Colesterol	30 mg
Potasio	421 mg
Fósforo	87 mg
Sodio	254 mg

Ingredientes

Sofrito (1 taza, más o menos)

1 taza de pimiento picado

¼ taza de ajo picado

1 taza de cebolla

1 taza de cilantro

1 cucharadita de pimienta

1 cucharadita de condimento

¼ taza de aceite de oliva

Arroz

12 muslos de pollo troceados

2 tazas de arroz

4 tazas de caldo de pollo, bajo en sodio

¼ taza de zumo de lima

2 cucharadas de mantequilla sin sal

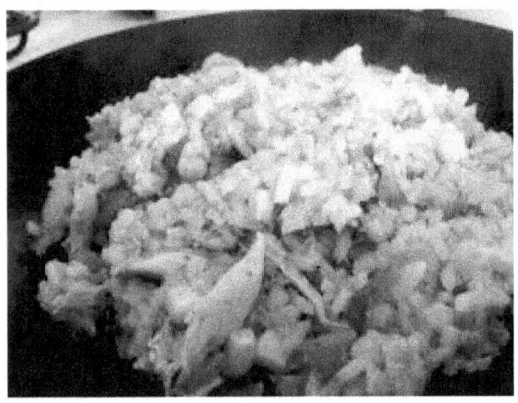

Instrucciones

Mezclar todos los ingredientes para el sofrito en una licuadora o un procesador de alimentos hasta que todos estén bien mezclados.

Cuando se logra la consistencia adecuada, parar y reservar.

En un recipiente grande saltear el pollo durante unos 10 minutos o hasta que se dore.

Agregar la taza de sofrito, el arroz y el caldo de pollo.

Cocinar el arroz según su preferencia antes de añadir el zumo de limón y la mantequilla.

Se puede decorar con rodajas de limón y un poco más de sofrito.

La receta es para 8 porciones.

Puré de Zanahoria y Jengibre

Información Nutricional por Porción

Calorías	45
Proteínas	0,6 g
Carbohidratos	6 g
Grasa Total	2 g
Grasas Saturadas	1 g
Grasas Trans	0 g
Colesterol	8 mg
Potasio	170 mg
Fósforo	22 mg
Sodio	40 mg

Ingredientes

2 tazas de zanahorias en dados; cortar aproximadamente de 1 cm de lado

3 tazas de agua

½ cucharadita de jengibre

½ cucharadita de pimienta negra

½ cucharadita de extracto de vainilla

1 cucharada de cebollino

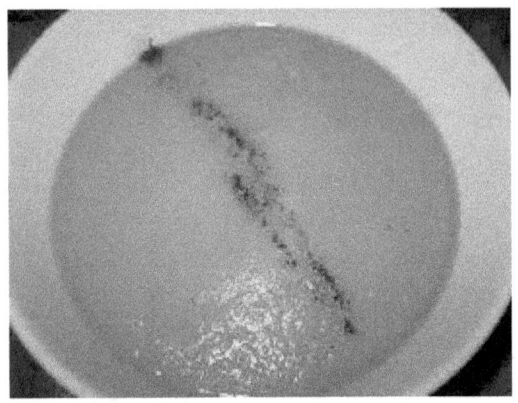

Instrucciones

Primero hay que hervir las zanahorias hasta que estén tiernas.

Generalmente este proceso dura media hora.

Después de cocinadas, bajar el fuego y triturar las zanahorias hasta que queden de consistencia suave.

Añadir los demás ingredientes y revolver hasta que se mezclen.

Puede decorar con cebollino y servir.

La receta es para 5 porciones.

Pastel de Pollo Guisado

Información Nutricional por Porción

Calorías	437
Proteínas	33 g
Carbohidratos	23 g
Grasa Total	22 g

Grasas Saturadas	8 g
Grasas Trans	0 g
Colesterol	97 mg
Potasio	443 mg
Fósforo	294 mg
Sodio	532 mg

Ingredientes

1 ½ libras de pechuga de pollo; cortar antes de utilizar

2 tazas de caldo de pollo

¼ taza de aceite; de canola para obtener mejores resultados

½ taza de harina

½ taza de zanahoria

½ taza de cebolla troceada

¼ taza de apio

1 cucharada de pimienta negra

1 cucharada de condimento Italiano

½ taza de guisantes

½ taza de crema de leche; mejor descremada

1 base de tarta congelada; descongelar bien antes de usar

1 taza de queso, cheddar preferentemente

Instrucciones

Ablandar el pollo y cortar en cubos.

Poner en una cazuela grande y cocinar a temperatura media durante media hora.

Reservar.

Mientras tanto, mezclar el aceite y la harina hasta que se consiga una consistencia ligeramente espesa.

Cocinar a fuego medio durante unos 15 minutos.

Agregar lentamente la cebolla, el apio, el pimiento, el condimento italiano y el caldo.

Cocinar por otros 15 minutos.

A continuación, añadir los guisantes y la crema de leche.

Revolver.

Después se puede ahora servir en recipientes individuales con un poco de queso como guarnición. La receta es para 8 porciones.

Ensalada de Arroz Otoño

Información Nutricional por Porción

Calorías	275
Proteínas	6 g
Carbohidratos	42 g
Grasa Total	12 g
Grasas Saturadas	5 g

Grasas Trans	0 g	
Colesterol		6 mg
Potasio		150 mg
Fósforo		50 mg
Sodio	130 mg	

Ingredientes

4 tazas de orzo (pasta italiana); cocinar y dejar enfriar antes de usar

1 taza de cerezas secas

2 tazas de manzana en dados

¼ taza de aceite de oliva extra virgen

¼ taza de zumo de limón

½ cucharadita de pimienta negra

2 cucharadas de albahaca

½ taza de queso azul, ablandado

¼ taza de almendras picadas

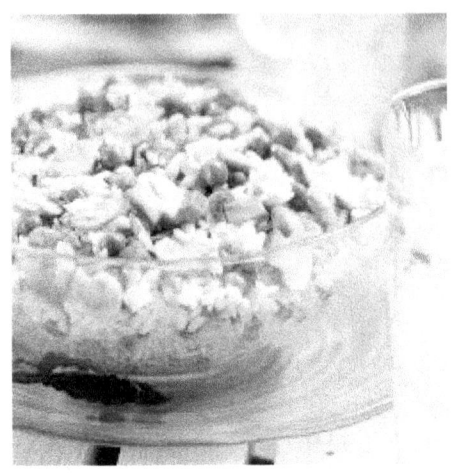

Instrucciones

En un tazón mezclar todos los ingredientes, excepto el queso azul y las almendras.

Mezclar bien hasta que están bien integrados.

A continuación, transferir a un plato y decorar con el queso y las almendras antes de servir.

La receta es para 8 porciones.

Salteado de Ternera con Chalotas y Champiñones

Información Nutricional por Porción

Carne y Salsa

Calorías	300
Proteínas	20 g
Carbohidratos	8 g
Grasa Total	22 g

Grasas Saturadas   5 g

Grasas Trans   0 g

Colesterol   65 mg

Potasio   440 mg

Fósforo   210 mg

Sodio   70 mg

Pasta

Calorías   210

Proteínas   8 g

Carbohidratos   40 g

Grasa Total   4 g

Grasas Saturadas   0,5 g

Grasas Trans   0 g

Colesterol   40 mg

Potasio   30 mg

Fósforo   120 mg

Sodio   6 mg

Ingredientes

¾ de libra de carne roja; asegúrese de cortarla con cuidado

¼ taza de chalotes

½ taza de setas de botón blancas

½ taza de setas shitake

½ taza de crema agria; mejor descremada

2 cucharadas de harina multiusos o blanca

¼ taza de aceite

¼ taza de agua

¼ cucharadita de pimienta

1 cucharadita de ajo

1 cucharadita de cebolla en polvo

4 tazas de pasta; cocer y escurrir antes de usar

Decorar con limón, pimiento rojo, perejil y chalotas, al gusto

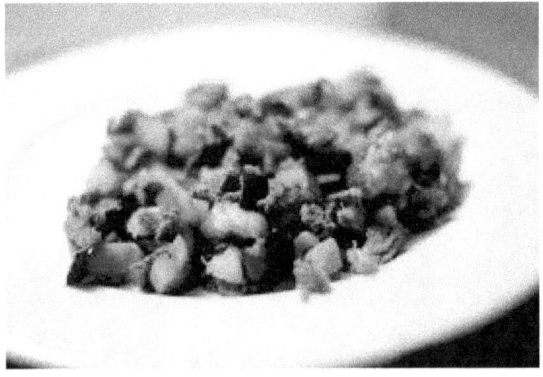

Instrucciones

Cortar la carne en tiras y colocar en la harina.

Reservar.

A continuación, puede cortar las chalotas en rodajas y las setas.

Precalentar una sartén antiadherente y agregar dos cucharadas de aceite.

Saltear la carne durante unos 10 minutos y una vez cocinada, sacar del fuego y reservar.

A continuación, cocer los champiñones y chalotas y saltear hasta que se doren.

Mezclar la carne con las chalotas y las setas y revolver por 3 minutos.

Añadir el agua y agitar suavemente antes de agregar la pimienta y la crema agria.

Sacar de la sartén y servir.

Puede decorar con cebolletas y cebollinos.

La receta es para 4 porciones.

Recetas de Postres

Barras de Frutos Secos

Información Nutricional por Porción

Calorías	152
Proteínas	2 g
Carbohidratos	21 g
Grasa Total	7 g
Grasas Saturadas	4 g

Grasas Trans   0 g

Colesterol   51 mg

Potasio   26 mg

Fósforo   48 mg

Sodio   68 mg

Ingredientes

Base:

1½ tazas de harina

1/3 taza de azúcar

¾ taza de mantequilla

Masa:

½ taza de harina

1 cucharadita de levadura en polvo

1 taza de bayas, preferiblemente secas

¾ taza de azúcar

4 huevos

1 cucharadita de extracto de vainilla

Un poco de azúcar en polvo

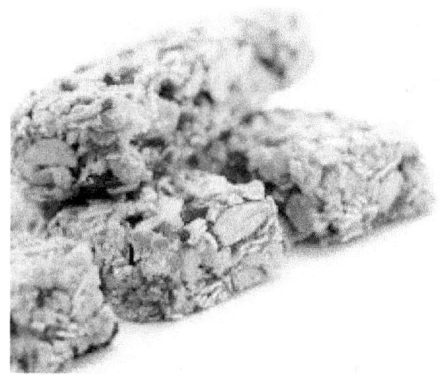

Instrucciones

Calentar el horno hasta que la temperatura llegue a 220°C.

En un bol mediano mezclar el azúcar y la harina, poco a poco poner la mantequilla, hasta que todos los ingredientes se integren.

Preparar un molde para hornear y colocar la mezcla en el recipiente.

Hornear durante 10 minutos, hasta que se vea de color marrón claro.

En otro recipiente, preparar la mezcla con la harina y la levadura.

Tamizar e incorporar con bayas.

Reservar.

En otro recipiente mezclar el azúcar, huevos y vainilla. Incorporar la mezcla de la harina.

Amasar suavemente hasta que se integren.

Después de asegurarse de que están bien mezclados, verter los ingredientes sobre la base que está en el horno y dejar cocer por unos 20-25 minutos.

Sacarlo del horno, cortar en las porciones deseadas y espolvorear con azúcar en polvo.

Esta receta generalmente es para 24 barras de fruta de tamaño medio.

Galletas de Naranja y Canela

Información Nutricional por Porción

Calorías		110
Proteínas		2 g
Carbohidratos		16 g
Grasa Total		5 g
Potasio		18 mg
Fósforo		25 mg
Sodio	95 mg	

Ingredientes

1 taza de azúcar

½ taza de margarina; no utilizar margarina refrigerada

2 huevos

2 cucharaditas de cáscara de naranja

1 cucharadita de vainilla

2 tazas de harina

1½ cucharaditas de levadura en polvo

1 cucharada de canela molida

¼ cucharadita de sal

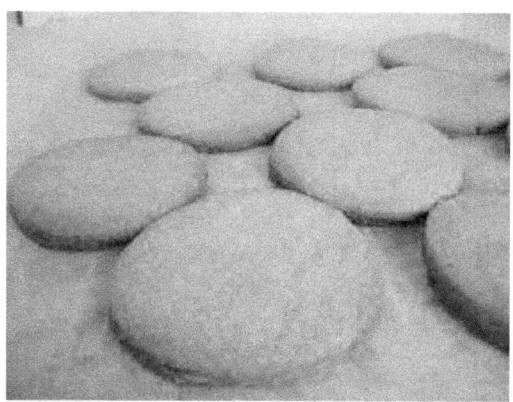

Instrucciones

Precalentar a una temperatura a 220°C.

Preparar dos hojas de hornear y rociarlas con algún spray vegetal antiadherente o engrasar con aceite.

Poner el azúcar y la margarina en un recipiente y mezclar hasta que estén bien integrados.

Lentamente incorporar los huevos, uno a uno.

Comprobar que esté completamente integrado antes de agregar el siguiente huevo.

A continuación, agregar la cáscara de naranja y la vainilla.

Reservar.

En otro recipiente mezclar la harina, la levadura, la canela y la sal, mezclar bien y, a continuación, poner, junto con la mezcla de la mantequilla.

Esto hará subir la masa.

Dividir la masa en dos mitades y formar con cada una un cilindro.

Puede ajustar el tamaño dependiendo de su preferencia.

Hornear la masa por 35 minutos o hasta que esté firme al tacto.

Sacar la masa y dejar enfriar durante 10 minutos.

Después de que se enfríe, cortar en diagonal y colocar de nuevo los cortes hacia abajo en la placa de cocción.

Hornear durante 10-15 minutos o hasta que la parte inferior esté dorada.

Después es necesario girar el biscotti y esperar a que la otra parte se dore.

Retirar del horno y dejar enfriar un poco antes de servir.

Esta receta rinde 1 porción de biscotti.

Strudel Crujiente de Calabaza

Información Nutricional por Porción

Calorías	187
Proteínas	3 g
Carbohidratos	26 g
Grasa Total	8 g
Grasas Saturadas	4 g
Grasas Trans	0 g

Colesterol	15 mg
Potasio	126 mg
Fósforo	40 mg
Sodio	141 mg

Ingredientes

1½ tazas de calabaza; evitar cualquier con azúcar

1/8 cucharadita de nuez moscada

2 cucharadas de vainilla

4 cucharadas de azúcar

1 cucharada de canela

4 cucharadas de mantequilla sin sal; derretir antes de añadir

12 masa de hojas; la pasta filo es la mejor para esta receta, ya que es delgada y fácil de usar

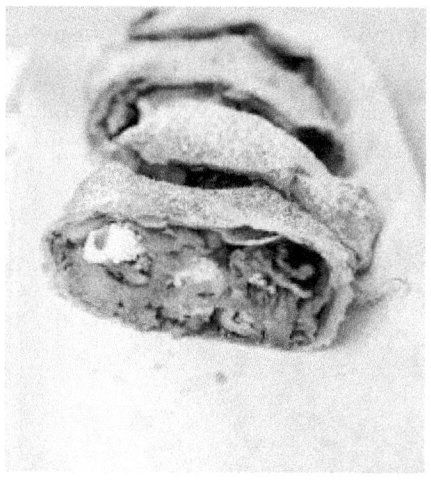

Instrucciones

Precalentar el horno a una temperatura de 200°C.

En un bol mediano mezclar la calabaza, nuez moscada, vainilla, azúcar y canela.

Mezclar bien.

Untar la bandeja de horno con la mantequilla derretida y colocar la masa filo.

Ir haciendo capas con la masa y mantequilla hasta terminar todas.

Después, con una cuchara colocar la mezcla entre las capas, por los bordes y asegurarse de que la costura lateral queda hacia abajo.

Colocar los rollos en las hojas engrasados y pintar con mantequilla otra vez.

En otro recipiente, colocar el azúcar y la canela y mezclar.

Esparcir esta mezcla en el lado del strudel.

Hornear hasta que esté dorado, generalmente 15 minutos.

Sacar la bandeja y dejar el strudel enfriar antes de servir.

La receta es para 8 porciones.

Budín de Melocotones y Crema Pastelera

Información Nutricional por Porción

Calorías	110
Proteínas	3 g
Carbohidratos	13 g

Grasa Total	6 g
Grasas Saturadas	3 g
Grasas Trans	0 g
Colesterol	72 mg
Potasio	90 mg
Fósforo	80 mg
Sodio	100 mg

Ingredientes

4 huevos; batir antes de usar

½ taza de crema de leche

½ taza de leche

1 cucharada de vainilla

2 cucharadas de schnapps de melocotón

2 tazas de melocotones (duraznos) congelados; cortarlos con cuidado

4 tazas de cabello de ángel; puede encontrarlo en su panadería local

2 cucharadas de mantequilla

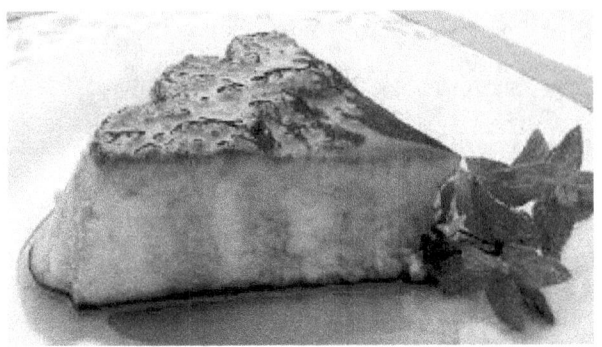

Instrucciones

Precalentar el horno a una temperatura de 200°C.

Mezclar los huevos, la crema de leche, la leche y la vainilla junto con el aguardiente con sabor a melocotón en un recipiente y mezclar bien.

Poco a poco añadir los melocotones y el cabello de ángel.

Engrasar la bandeja de horno con la mantequilla y colocar la mezcla.

Envolver todo con papel de aluminio y cocer en el horno durante media hora.

Después de este tiempo, retirar el papel y hornear nuevamente por otros 15 minutos.

Sacar y dejar enfriar. Añadir azúcar en polvo o crema batida si lo desea.

La receta es para 12 porciones.

Crujientes de Manzana

Información Nutricional por Porción

Calorías 230

Proteínas	2 g
Carbohidratos	40 g
Grasa Total	8 g
Grasas Saturadas	6 g
Grasas Trans	0 g
Colesterol	20 mg
Potasio	175 mg
Fósforo	52 mg
Sodio	60 mg

Ingredientes

8 manzanas; cortar las manzanas después de pelarlas y quitarles el corazón

1 taza de azúcar moreno

¾ taza de harina

¾ taza de avena; buscar opciones de avena en lata

½ taza de mantequilla

1 cucharadita de canela molida

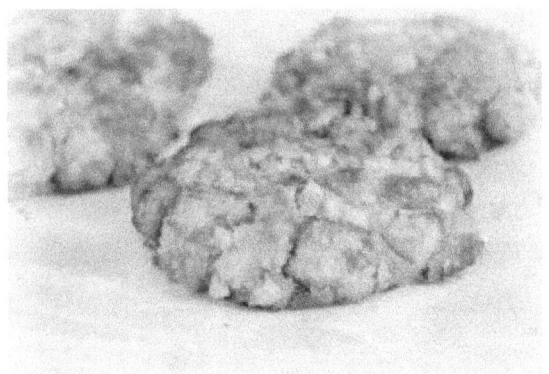

Instrucciones

Precalentar el horno a una temperatura de 200°C.

Poner las manzanas en una bandeja para hornear.

Mezclar el azúcar moreno, canela, avena y la harina de la receta en un bol y añadir la mantequilla fundida hasta que la mezcla se sienta desmenuzable.

Colocar encima de las manzanas esta mezcla.

Hornear por 45 minutos o hasta que la parte superior de las manzanas esté dorada.

Sacar del horno y dejar enfriar antes de servir.

La receta es para 12 porciones.

Parfait de Arándano y Melocotón

Información Nutricional por Porción

Calorías	235
Proteínas	10 g
Carbohidratos	36 g

Grasa Total	6 g
Grasas Saturadas	3 g
Grasas Trans	0 g
Colesterol	14 mg
Potasio	220 mg
Fósforo	60 mg
Sodio	125 mg

Ingredientes

2 tazas de galletas desmenuzadas; puede que necesite de seis a ocho galletas

16 onzas de yogur; el yogur griego funciona mejor en esta receta

16 onzas de frambuesas

16 onzas de melocotón

16 onzas de arándanos

½ taza de crema de leche batida

Fresas y menta para añadir al final como adorno

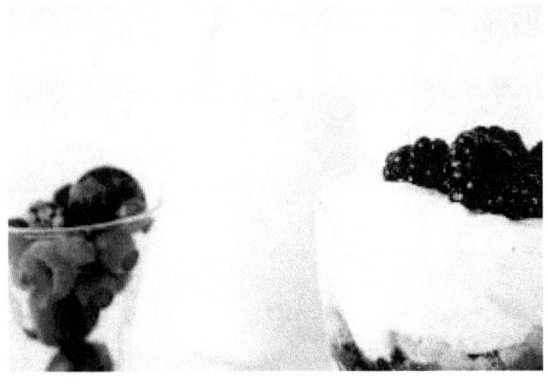

Instrucciones

Preparar recipientes de tamaño apropiado, con aproximadamente seis onzas de capacidad.

Colocar los ingredientes en el siguiente orden, las galletas primero, seguido por el yogur y todo lo que quieras agregar encima.

También se puede hacer una segunda capa de galletas en el centro si se quiere.

Repita el proceso en todos los recipientes y, a continuación, enfriar durante media hora antes de servir.

La receta es para 6 porciones.

Recetas de Bebidas

Asegúrese de beber cada día ocho vasos de agua, siempre. Usted puede seguir estas recetas adicionales para su dieta.

Ponche de Frutas Uva Blanca

Información Nutricional por Porción

Calorías	111
Proteínas	1 g
Carbohidratos	28 g
Grasa Total	1 g
Grasas Saturadas	1 g
Potasio	26 mg
Fósforo	7 mg
Sodio	1 mg

Ingredientes

28 onzas de jugo de uva blanca; se puede conseguir en botella en la mayor de las tiendas

7.25 onzas de mezcla de bebidas para ponche; una mezcla de frutas es la mejor

6 onzas de limonada rosa concentrada congelada, descongelar antes de utilizar

56 onzas de soda embotellada

28 onzas de ginger ale embotellada

Unos 20 o 30 cubitos de hielo

1 taza de zumo de piña, preferiblemente natural

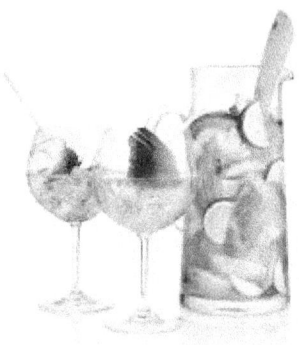

Instrucciones

Verter el jugo de la uva en el recipiente grande.

Agregar la limonada concentrada y la mezcla para ponche Hawaiano y agitar hasta que estén completamente disueltos.

Añadir la soda fría, jugo de piña, ginger ale.

Mezclar todo bien y poner los cubitos de hielo.

Ya se puede servir.

Café con Hielo

Información Nutricional por Porción

Calorías	353
Carbohidratos	35 g
Grasa Total	25 g
Potasio	120 mg
Fósforo	55 mg
Sodio	75 mg

Ingredientes

½ taza de crema no láctea

1 cucharada de azúcar

½ taza de café; enfriar antes de usar y usar casi recién hecho si es posible

1 cucharada de aceite vegetal

Instrucciones

Colocar todos los ingredientes en una batidora.

Mezclar, verter en un vaso y servir frío.

Naranja Helada

Información Nutricional por Porción

Calorías	420
Proteínas	1 g
Carbohidratos	65 g
Grasa Total	20 g
Potasio	70 mg
Fósforo	30 mg
Sodio	55 mg

Ingredientes

½ taza de hielo con sabor a naranja; puede usar un helado si se desea

1 cucharada de aceite, preferiblemente vegetal

½ taza de refresco de naranja; de lata

3 cucharadas de crema batida; evitar la crema a base de productos lácteos

1 taza de azúcar blanco

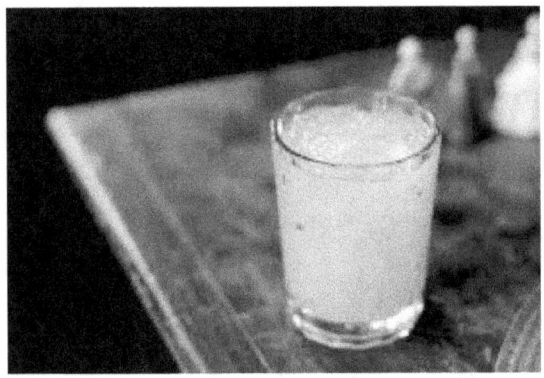

Instrucciones

Colocar todos los ingredientes con el azúcar en la licuadora y mezclar.

Puede añadir el azúcar después de mezclar, si lo desea.

Añadir la crema batida en la parte superior cuando termine.

Batido de Frutas

Información Nutricional por Porción

Calorías	200
Proteínas	23 g

Carbohidratos	19 g
Grasa Total	2 g
Potasio	280 mg
Fósforo	120 mg
Sodio	62 mg

Ingredientes

8 onzas de cóctel de frutas; utilizar el zumo que viene con él

2 cucharadas de polvo de proteína con sabor a vainilla

1 taza de agua

1 taza de hielo

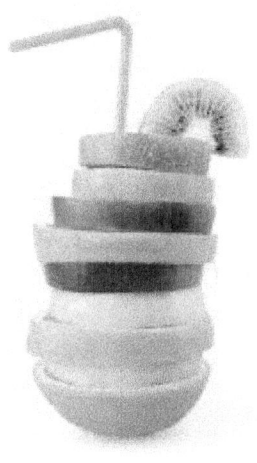

Instrucciones

Mezclar todo menos el agua en una batidora y añadir el agua al final, mezclar una vez más. Normalmente es para dos personas.

Fruta Julius

Información Nutricional por Porción

Calorías	95
Proteínas	7 g
Carbohidratos	9 g
Grasa Total	1 g
Potasio	220 mg
Fósforo	75 mg
Sodio	60 mg

Ingredientes

2 cucharaditas de bebida de naranja en polvo; Tang es la mejor opción en este caso

½ taza de sustituto de huevo

½ taza de jugo; buscar una que tenga una mínima cantidad de potasio

1/8 cucharadita de vainilla

3 cubitos de hielo

Instrucciones

Mezclar todos los ingredientes de la receta, excepto el hielo.

Agregar el hielo, batir hasta que se obtiene una textura de escarcha.

Conclusión

Una de las peores cosas que nos puede suceder, a cualquier persona, es tener un mal estado de salud por no habernos desintoxicado nosotros mismos. Este proceso puede ser muy problemático, ya que nos causa muchos problemas, tanto en el interior como en nuestro estado físico externo, debilitando al individuo hasta en la más básica de las funciones.

Las personas sedentarias y con una mala dieta son los que tienen más probabilidad y más propensos a estos deterioros, debido a la mala gestión de su propia vida, y necesitan hacer algunos cambios básicos, que les pueden ayudar a restablecer la salud inmediatamente.

Este programa de 14 días es responsable por ayudar a los riñones a volver a filtrar correctamente y mantener las toxinas alejadas del cuerpo.

Conclusión

Una de las peores cosas que nos puede suceder, a cualquier persona, es tener un mal estado de salud por no habernos desintoxicado nosotros mismos. Este proceso puede ser muy problemático, ya que nos causa muchos problemas, tanto en el interior como en nuestro estado físico externo, debilitando al individuo hasta en la más básica de las funciones.

Las personas sedentarias y con mala dieta son los que tienen más probabilidad y son más propensos a estos deterioros, debido a la mala gestión de su propia vida, y necesitan hacer algunos cambios básicos y que les pueden ayudar a restablecer la salud inmediatamente. Este programa de 14 días es responsable por ayudar a los riñones a volver a filtrar correctamente y mantener las toxinas alejadas del cuerpo.

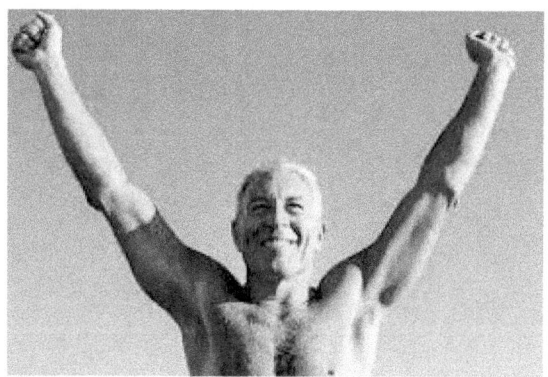

¡Sentirse de nuevo como cuando era un adolescente!

Limitación de Responsabilidad

El autor no asume responsabilidad alguna por errores, omisiones o interpretación contraria de la materia de este libro.

Tenga en cuenta que las directrices o recomendaciones aquí presentes no sustituyen totalmente los consejos médicos. Usted acepta que hace uso de parte o de toda la información de este libro por su cuenta y riesgo. El autor no será responsable por cualquier daño que pueda resultar siguiendo los consejos dados en este libro.

Si se está medicando o tiene dudas sobre los consejos dados aquí, consulte a su médico ¡sin demora!

www.ingramcontent.com/pod-product-compliance
Lightning Source LLC
Chambersburg PA
CBHW070121290526
45789CB00005B/2101